PUBLICATIONS SCIENTIFIQUES ET AGRICOLES DE E. LACROIX

DÉCOUVERTE

DE

L'ÉTHER ATMOSPHÉRIQUE

PAR

P. F. P. DELESTRE

Ancien élève de l'École polytechnique, Directeur des Manufactures de l'État.

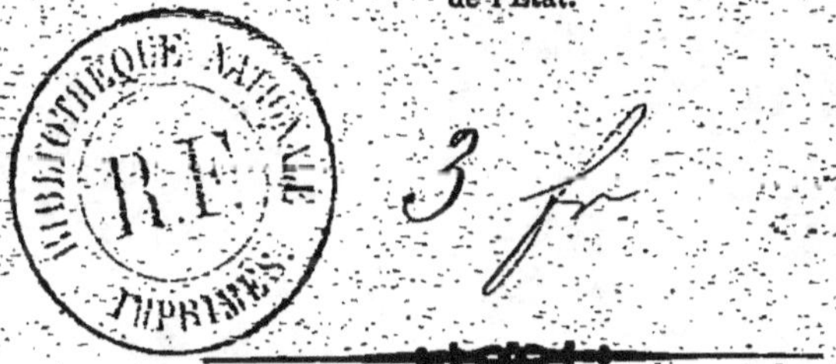

PARIS

LIBRAIRIE SCIENTIFIQUE, INDUSTRIELLE ET AGRICOLE

Eugène LACROIX, Imprimeur-Éditeur

Du Bulletin officiel de la Marine et de plusieurs Sociétés savantes

54, RUE DES SAINTS-PÈRES, 54

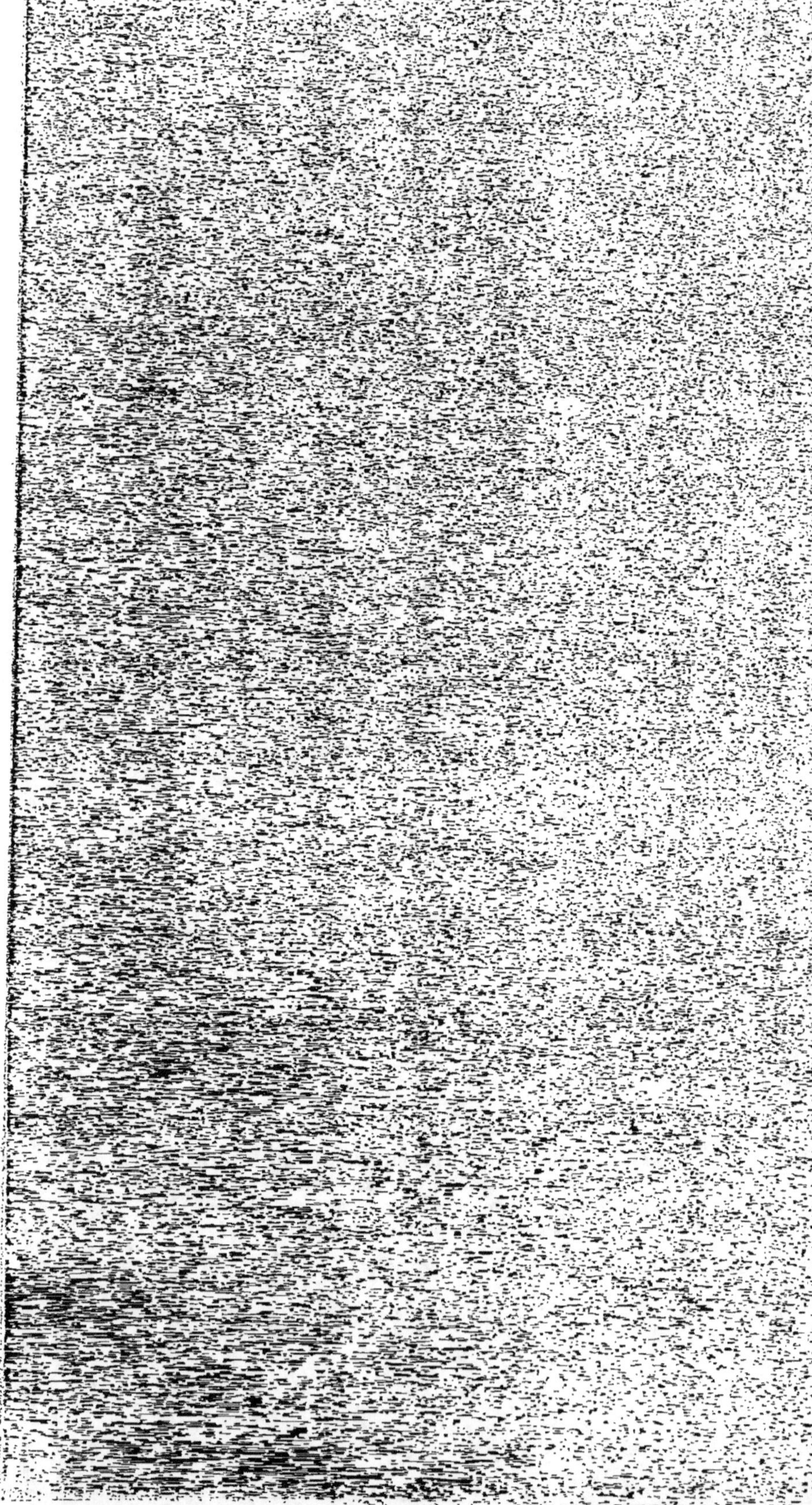

ÉTHER ATMOSPHÉRIQUE

PUBLICATIONS SCIENTIFIQUES ET AGRICOLES DE E. LACROIX

DÉCOUVERTE

DE

L'ÉTHER ATMOSPHÉRIQUE

PAR

P. F. P. DELESTRE

Ancien élève de l'Ecole polytechnique, Directeur des Manufactures
de l'Etat.

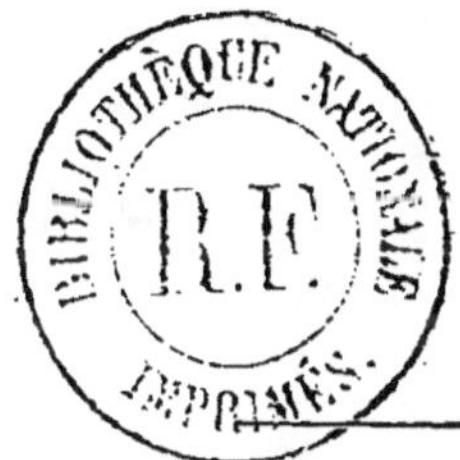
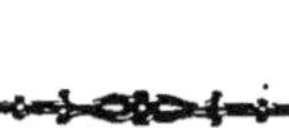
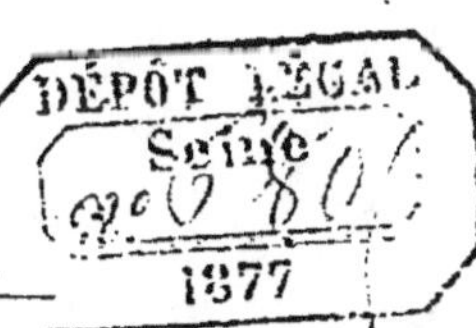

PARIS

LIBRAIRIE SCIENTIFIQUE, INDUSTRIELLE ET AGRICOLE
Eugène LACROIX, Imprimeur-Éditeur
Du Bulletin officiel de la Marine et de plusieurs Sociétés savantes
54, RUE DES SAINTS-PÈRES, 54

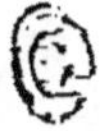

DÉCOUVERTE DE L'ÉTHER ATMOSPHÉRIQUE

§ Ier. — **L'éther atmosphérique, son existence dans l'air et dans l'eau, ses propriétés, sa préparation. — Composition de l'air et de l'eau. — Équivalent et densité de l'éther atmosphérique.**

L'éther dans lequel vibre la lumière, à la surface de notre sphéroïde, est un des trois gaz simples constitutifs de l'atmosphère terrestre et de la plupart des corps de notre globe.

Si l'éther existe dans l'air, il doit s'y comporter comme tous les gaz connus, c'est-à-dire figurer pour un certain volume atomique dans la composition de notre atmosphère. C'est en effet ce qu'on est obligé d'admettre d'après les données de l'expérience, car pour expliquer toutes les combinaisons chimiques, notamment les densités des gaz simples et composés, la densité de l'air étant 1, il faut employer la formule :

$$D = 0,06926 \times \frac{2A}{n},$$

A étant le poids atomique ou équivalent du gaz, et n le nombre de volumes correspondant à cet équivalent ; d'où il résulte que pour que D soit égal à 1, $A = 14,4383$ étant l'équivalent de l'air, il faut que $n = 2$, c'est-à-dire que l'air compte pour 2 volumes ; et si l'éther y est contenu à l'état de gaz simple, ce gaz doit compter nécessairement pour 1 volume atomique.

S'il en est ainsi, on reconnaîtra que l'éther atmosphérique a de l'affinité ou de la répulsion pour un corps simple, selon que ce corps doit être compté pour 2 ou seulement pour 1 volume dans les combinaisons dont ce corps fait partie. D'après cela, l'éther doit être sympathique à l'hydrogène, à l'azote, au chlore, au brome, à l'iode, au mercure, au cadmium, au potassium; il doit être antipathique ou indifférent à l'oxygène, au soufre, au sélénium.

Dans l'électrolyse de l'eau, par exemple, on voit l'éther, rendu indépendant de ce liquide par l'électricité, se séparer de l'oxygène, s'associer à l'hydrogène, se transporter avec celui-ci dans la même éprouvette, celle du courant négatif, et les deux gaz occuper dans cette éprouvette un volume double de celui que l'oxygène occupe seul dans l'éprouvette du courant positif; résultat conforme à la loi générale de l'élasticité des gaz simples mélangés, si l'éther atmosphérique entre dans l'eau pour 1 volume atomique, comme l'hydrogène et l'oxygène. Cette expérience indique clairement : 1° que l'éther existe dans l'eau pour 1 volume et agit sur l'hydrogène par une affinité de contact qui n'altère en rien les propriétés caractéristiques du gaz auquel il s'associe; 2° que la véritable composition de l'eau est HOE, E représentant l'équivalent de l'éther; 3° que l'eau est en réalité un protéthéryde de protoxyde d'hydrogène.

On peut mettre en évidence la présence de l'éther dans l'air et dans l'hydrogène qu'on obtient dans les laboratoires, et qui est en réalité un protéthéryde d'hydrogène HE, en plaçant verticalement une éprouvette remplie de ce protéthéryde, l'orifice en bas, au-dessus et près d'une flamme flottant sur l'eau au moyen d'une veilleuse en liége. Immédiatement après la petite détonation qui se produit alors, on voit, si l'opération se fait dans un endroit peu éclairé, se manifester, tout autour de l'orifice de l'éprouvette, une auréole bleue dont la couleur présente une grande analogie avec celle d'un nuage actinique échauffé par le soleil. Ce gaz n'est pas de l'hydrogène, car il est incombustible; ni de l'air, car l'air entretient la combustion des corps, tandis que le gaz bleu dont il s'agit éteint souvent, pendant sa sortie, la petite flamme, quand celle-ci est trop près de l'orifice de l'éprouvette; ni de l'azote, car on va voir dans un instant que tout l'hydrogène H de l'éprouvette s'est combiné avec l'azote de l'air ambiant, pour former de l'ammoniaque.

Ce gaz ne peut-être que de l'éther atmosphérique. d'abord uni à l'hydrogène et qui se trouve finalement isolé en vertu d'une combinaison qui s'explique de la manière suivante : Un équivalent d'air ordinaire supposé sec, étant en volume :

$$\frac{1}{5}0 + \frac{4}{5}A_z + E,$$

l'air qui environne la veilleuse peut être considéré comme à peu près dépourvu d'oxygène et comme composé, en volumes, de $\frac{4}{5}A_z$ d'azote contre $\frac{5}{5}E$, ou de 1 volume d'azote contre $\frac{5}{4}$ de volume d'éther. Or, si à la faveur de la haute température causée par la veilleuse, l'azote de cet air, mis en présence de l'hydrogène éthéré HE de l'éprouvette, se combine avec l'hydrogène H pour former de l'ammoniaque $A_z H^3$, on aura la formule suivante :

$$HE + \frac{1}{3}A_z + \frac{5}{12}E = \frac{1}{3}(A_z H^3) + \frac{17}{12}E.$$

On a d'ailleurs une preuve de la formation de l'ammoniaque, pendant la détonation, par le dépôt immédiat, sur la paroi intérieure de l'éprouvette, d'une couche de petits cristaux blancs de carbonate d'ammoniaque dûs à la présence de l'acide carbonique dans l'air qui entoure la flamme. L'ammoniaque se dissolvant instantanément dans l'eau dont l'éprouvette est humectée, et le volume total de cette éprouvette primitivement remplie de protéthéryde d'hydrogène HÉ devant compter, d'après les indications de l'électrolyse de l'eau, pour 2 volumes atomiques, le volume exclusivement occupé dans cette éprouvette par de l'éther pur, doit se réduire, en vertu de la formule précédente, dans le rapport de $\frac{17}{12}$ à 2, c'est-à-dire être égal à 0,708, le volume total de l'éprouvette étant 1.

Pour vérifier s'il en est réellement ainsi, que l'on remplisse de protéthéryde d'hydrogène naissant un tube gradué, de la contenance de 32 centimètres cubes, par exemple; qu'on approche l'orifice de ce tube de la veilleuse flottante, qu'on replonge le tube dans l'eau aussitôt après une première détonation, pour laisser les gaz intérieurs reprendre leur équilibre de mélange et de température, et qu'on répète plusieurs fois cette opération : on voit apparaître, au début, les cristaux blancs de carbonate d'ammoniaque dont la présence est un indice certain de la production de l'ammoniaque, et l'on trouve finalement que quand le gaz restant dans l'éprouvette, présenté à la flamme ne détonne plus, il occupe un volume de 22,75 centimètres cubes, soit $\frac{22,75}{32} = 0,711$ du volume total de l'éprouvette. On en conclut, d'après les considérations du paragraphe précédent, qu'on a ainsi préparé de l'éther atmosphérique pur, en contact avec de la vapeur d'eau.

L'élasticité de ce gaz est assez grande pour que, présenté à la flamme de la veilleuse, il l'éteigne instantanément comme par un souffle puissant. Si l'on introduit dans une éprouvette renfermant de l'éther atmosphérique pur un fil d'archal tourné en une spirale serrée, occupant toute la longueur de l'enceinte, et qu'on l'abandonne pendant huit jours sur l'eau, on s'assure que cet éther n'est pas soluble dans l'eau, et qu'au sein de ce gaz le fer est complétement inattaquable par l'eau, à la température ordinaire.

Un moyen parfaitement simple de préparer des volumes d'éther atmosphérique aussi considérables que
l'on veut, consiste à l'extraire à la fois de l'air et de
l'eau dont on constate en même temps avec une grande
précision les véritables compositions qualitatives et
quantitatives, en volumes, par l'action directe du fer
sur ces deux agents, à la température ordinaire.

Dans un tube gradué contenant 100 parties d'air
ordinaire, que l'on introduise un fil d'archal roulé en
un grand nombre de spires occupant toute la longueur
du tube placé sur de l'eau distillée, et qu'on abandonne l'opération à elle-même. On ne tarde pas à voir
le niveau de l'eau monter dans le tube, par suite d'une
oxydation lente du fer par l'oxygène de l'air, et se
déposer, sur toute l'étendue des parois du tube, une
couche de cristaux blancs résultant de la combinaison
de l'acide carbonique contenu dans l'air avec l'ammoniaque naissant du contact de l'azote avec de l'hydrogène rendu libre par une oxydation du fer due à la
présence de la vapeur d'eau; oxydation qui couvre de
rouille certaines parties du fil d'archal, et met en liberté l'hydrogène et l'éther contenus dans l'eau. L'ammoniaque formé ainsi d'une manière continue se dissolvant dans l'eau, au fur et à mesure de sa production, le volume primitif de l'air expérimenté subit une
contraction qui ne peut s'arrêter que quand cet air ne
contient plus d'azote. Le fer se trouve alors isolé dans
de l'éther atmosphérique pur au sein duquel nous
venons de voir que ce métal est complétement inattaquable par l'eau. La réaction est alors terminée; le
résidu gazeux demeure constant, et ramené à la même
pression barométrique qu'au commencement de l'expérience, on trouve, après avoir retiré le fil de fer, que
100 parties du volume gazeux primitif se sont réduites
à 80 parties.

Pour mettre en évidence toutes les conséquences à tirer de ce résultat au point de vue de l'analyse qualitative et quantitative, en volumes, de l'air, de l'eau et des composés du fer qui concourent à la réaction, on peut résumer dans les deux tableaux suivants les diverses circonstances de l'opération.

Tableau A

ÉLÉMENTS EN PRÉSENCE			COMBINAISONS OBTENUES.		
Air	Eau	Fer	Formules	Noms	Etats
10 O	120 O	90 Fe	$10\,(Fe\,E,0)$. .	Protoxyde de protéthéryde de fer.. .	Solide, brun.
40 Az	120 H		$40\,(\overline{Fe\,E}^2,0^3)$.	Sesqui-oxyde de protéthéryde de fer. .	Solide, rouge.
50 E	120 E		$40\,(Az\,H^3)$. . .	Ammoniaque.	Liquide.
			80 E.	Ether atmosphérique.	Gazeux.
Volumes gazeux :					
100 air.	»	»	80 éther.		

Tableau B.

NOMBRE DES PARTIES	
MISES en présence	COMBINÉES
O. 130	$10\,(Fe\,E,0)$. . 30
Az. . . . 40	$40\,(Fe\,E^2,0^3)$. 280
E. 170	$40\,(Az\,H^3)$. . 160
H. 120	E. 80
Fe 90	
Total. 550	Total. . 550

Comme confirmation de ces conclusions théoriques, voici les résultats que nous avons obtenus par l'expérience :

DURÉE des opérations.	VOLUME initial de l'air.	VOLUME D'ÉTHER ATMOSPHÉRIQUE		POIDS du fils de fer employé.	TEM-PÉRATURE de l'en-ceinte.
		THÉORIQUE 0,8	OBTENU.		
8 jours . . .	22,00 C. m^3	17,60 C. m^3	17,50 C. m^3	2 gr.	13,0
2 — . . .	21,50 »	17,20 »	17,00 »	20 »	12 ,0
2 — . . .	15,00 »	12,00 »	11,66 »	10 »	12 ,0
2 — . . .	12,66 »	10,12 »	10,00 »	10 »	13 ,0
2 — . . .	11,50 »	9,20 »	9,00 »	20 »	12 ,5
4 — . . .	95,00 »	76,00 »	75,00 »	35 »	14 ,0
5 — . . .	772,00 »	617,60 »	611,16 »	100 »	13 ,0
TOTAL .	949,66 »	759,72 »	751,32 »		

Les légères différences en moins qui existent entre les volumes théoriques et les volumes trouvés pour l'éther atmosphérique, tiennent à ce que les volumes théoriques présupposent un air sec, tandis que nous avons opéré sur de l'air saturé d'humidité. Or, le poids de la vapeur d'eau contenue dans un litre d'air saturé à 13 degrés de température, et qui pèse 1,25 grammes étant 0^{gr}.01, et la densité de la vapeur d'eau étant 0,621, les 949,66 centimètres cubes d'air humide expérimentés correspondaient à un volume d'air sec égal à :

$$949,66 \left(1 - \frac{0,01}{1,25 \times 0,621} \right) = 937,31,$$

dont les $\frac{8}{10}$ représentent 749,85 centimètres cubes, c'est-à-dire à peu près le volume de 751,32 centimètres d'éther atmosphérique obtenu dans la somme des sept expériences précédentes. Il en résulte que cet éther est sec, malgré son contact avec l'eau; circonstance qui donne une nouvelle idée de la grande élasticité de l'éther, et explique comment le fer, dans le sein de ce gaz, est complétement inattaquable par l'eau. Aussi voit-on, dans l'intérieur des vases en verre où l'on prépare l'éther atmosphérique, la rouille se sécher ou son hydrate ($\overline{Fe_2 E O^3}$, HO) se couvrir d'une sorte de vernis, ou la vapeur d'eau qui se condense, vers la fin de l'opération, sur le fer non encore attaqué, conserver toute sa limpidité, et finalement la production de la rouille s'arrêter complétement lorsque le volume primitif de l'air a atteint son maximum de contraction.

La production de l'ammoniaque pendant la formation de la rouille dans un air humide est un fait constaté depuis longtemps. Si donc l'air se composait réellement en volumes, comme on l'a cru jusqu'à présent, de $\frac{1}{5}$ d'oxygène et $\frac{4}{5}$ d'azote, et si l'eau ne contenait pas d'éther, la réaction donnerait les résultats suivants :

Tableau a.

ÉLÉMENTS EN PRÉSENCE :			COMBINAISONS A OBTENIR :		
Air	Eau	Fer	Formules	Noms	États
20 O	240 O	173,33 Fe	80 (A = H³). .	Ammoniaque. . . .	Liquide. . . .
80 A =	240 H		86.66 (Fe²O³).	Sesqui-oxyde de fer.	Solide, rouge
Volumes gazeux.					
100	»	»	»	»	»

Tableau b.

NOMBRE DES PARTIES	
Mises en présence	Combinées
260 O	86,66 $(Fe^2 O^3)$. 433,33
80 Az	80,00 $(Az H^3)$. 320,00
240 H	
173,33 Fe	
753,33	753,33

C'est-à-dire que la totalité du volume gazeux primitif devrait être absorbée, et que l'on ne devrait pas constater, parmi les paillettes rouges du sesqui-oxyde de fer, la présence des paillettes brunes de protoxyde de protéthéryde de fer qui se manifeste nettement, en lavant le fer oxydé qui a servi à l'expérience.

On a quatre autres moyens de vérifier la composition de l'air atmosphérique.

1° Si l'on place dans un tube gradué, sur le mercure, 100 parties d'air en contact avec un bâton de phosphore assez long pour occuper toute la partie vide du tube dont les parois ont été humectées d'eau, il se forme une combinaison représentée par la formule suivante :

$$10\,O + 40\,Az + 50\,E + 10\,Ph + eau = 10\,(Ph\,E\,O) + eau + 40\,Az + 40\,E$$

formule de laquelle il résulte que quand le protoxyde de protéthéryde de phosphore 10 $(Ph\,E\,O)$ se sera précipité dans l'eau, le tube devra renfermer 40 parties d'azote et 40 parties d'éther atmosphérique, soit en tout 80 volumes de gaz, après qu'on aura enlevé le bâton de phosphore. C'est en effet ce qui arrive dans cette expérience qui dure quelques minutes en été et peut durer de trois à quatre heures par une basse température.

2° Un second moyen plus expéditif, basé sur la même réaction, consiste à introduire dans une cloche courbe graduée et placée sur l'eau, 100 parties d'air et environ $\frac{1}{2}$ gramme de phosphore dans la partie recourbée de cette cloche. On chauffe ce corps au moyen d'une lampe à alcool, d'abord doucement, à cause de la petite portion d'eau qui est restée dans la courbure du vase, puis vite et plus fortement après l'évaporation de cette dernière, afin que le phosphore prenne feu; on voit alors se manifester une auréole verdâtre. En continuant à chauffer, cette auréole qui n'est autre chose que l'éther atmosphérique coloré par la combustion jaunâtre du phosphore, s'éloigne graduellement du sommet de la cloche dont elle parcourt toute la longueur, et finit par arriver à la surface de l'eau où elle semble s'éteindre; l'analyse est alors terminée, et l'on constate dans la cloche une contraction qui a réduit le volume des gaz restants, azote et éther, à 80 parties.

3° On arrive au même résultat en vertu d'une formule analogue, d'après le principe de la facile oxydation du cuivre en présence des acides; on introduit à cet effet une lame de ce métal préalablement mouillée d'acide sulfurique dans un tube gradué, puis on abandonne l'expérience à elle-même, jusqu'à ce qu'on n'observe plus de diminution de volume.

4° Supposons qu'on introduise dans l'eudiomètre à mercure 100 volumes d'air atmosphérique et 100 volumes de protéthéryde d'hydrogène (l'hydrogène des laboratoires), préparé au moment de l'expérience, et que l'on fasse traverser le mélange par une étincelle électrique; il se fera immédiatement un ensemble de combinaisons représenté dans le tableau suivant :

ÉLÉMENTS EN PRÉSENCE		COMBINAISONS OBTENUES :		
Air	Hydrogène éthéré	Formules	Noms	États
10 O		$10\,(Az\,H^3,\ HO)$	Hydrate d'ammoniaque.	Liquide.
40 Az	50 H	$10\,(Az\,H^3)$	Ammoniaque.	Gazeux..
50 E	50 E	100 E	Ether atmosphérique. .	Gazeux..
200 volumes gazeux.		140 volumes gazeux		

Tableau duquel il résulte qu'il doit rester dans l'eudiomètre 100 volumes d'éther atmosphérique et 40 volumes de gaz ammoniaque, soit en tout 140 volumes gazeux.

L'expérience prouve que ce résidu est en réalité égal à 137 volumes. La différence en moins de 3 volumes sur 200 pouvant s'expliquer par la difficulté d'obtenir les gaz expérimentés parfaitement secs, circonstance qui est de nature à occasionner une dissolution partielle du gaz ammoniaque dans la vapeur d'eau entraînée, la composition en volume de l'air atmosphérique présupposée dans la formule précédente est donc encore confirmée par cette expérience.

Pour déterminer l'équivalent ou poids atomique E de l'éther atmosphérique, remarquons : 1° qu'en vertu de la grande affinité de ce gaz pour l'hydrogène, manifestée par l'électrolyse de l'eau, l'équivalent HOE de la vapeur d'eau éthérée doit être égal à l'équivalent 9 de l'eau, que l'on constate dans toutes les combinaisons chimiques ; 2° que l'équivalent de l'air atmosphérique doit être égal à la somme des poids atomiques 14,4383 de l'air chimique $\left(\frac{1}{5}\,O + \frac{4}{5}\,Az\right)$ et E de l'éther. S'il en est réellement ainsi, le rapport :

$$\frac{9}{14,4383 + E}$$

doit être égal à la densité de la vapeur d'eau obtenue par l'expérience, celle de l'air atmosphérique étant 1. Or M. Regnault a trouvé que cette densité est égale à 0,621. On peut donc poser la relation :

$$\frac{9}{14,4383 + E} = 0,621$$

d'où l'on tire $E = 0,0544$.

Il en résulte que l'équivalent de l'éther atmosphérique est. 0,0544
Celui de l'hydrogène pur H. 0,9456
Celui du protéthéryde d'hydrogène HE. 1,0000
L'équivalent de l'azote pur A_z est 14,0000
Celui du protéthéryde d'azote $A_z E$. 14,0544
Celui de l'air chimique $\left(\frac{1}{5} O \frac{4}{5} A_z \right)$ 14,4383
Et celui de l'air atmosphérique $\left(\frac{1}{5} O \frac{4}{5} A_z, E \right)$ . . . 14,4927

En vertu de la loi de proportionnalité des équivalents, 0,0544 et 14,4927 de l'éther et de l'air atmosphériques avec leurs densités D et D′, on a la relation :

$$\frac{D}{D'} = \frac{0,0544}{14,4927} = 0,00375 \qquad (a)$$

D'où l'on conclut que la densité de l'éther atmosphérique est égale à 0,00375, celle de l'air étant 1.

§ II. — Rôle de l'éther atmosphérique dans la nature.

Maintenant que l'éther atmosphérique est substantiellement connu par certaines propriétés caractéristiques qui lui sont propres, par son équivalent et sa densité, et mis, par un mode de préparation extrêmement facile, à la portée de toutes les études et de toutes les manipulations possibles, il paraît utile de résumer le rôle considérable que ce gaz joue dans la nature.

Répandu dans tous les corps, au moins à l'état intra-atomique, l'éther atmosphérique y affecte les allures les plus variées, depuis la formation des nuages, de la pluie, de la glace, de la neige, de la rosée, des orages, jusqu'à celle des cyclones, des trombes, etc. Il porte la lumière et la chaleur partout, recevant avec une sensibilité extrême toutes les irradiations directes et les insinuant, avec une élasticité extraordinaire, jusque dans les profondeurs les plus intimes de la matière. Cette élasticité, exceptionnelle dans le noir de fumée, explique tous les mouvements du radiomètre de M. Crookes. Non-seulement l'éther, dont le son se fait entendre dans l'harmonica chimique, exerce une influence immense sur l'adaptation moléculaire d'une foule de substances, mais il s'adapte lui-même, pendant l'acte calme et mystérieux de la cristallisation, sous des formes régulières, géométriques, à la constitution intime des corps, ainsi qu'on peut l'observer dans les curieux phénomènes de la lumière polarisée.

Il serait difficile de citer un exemple naturel du jeu de cette force invisible de chaleur, d'élasticité, de dilatation et de contraction, plus brillant que celui qui nous est fourni par la présence de l'éther atmosphérique emprisonné dans de l'eau à l'état de glace. Si l'on coupe dans de la glace très-claire, très-pure, refroidie et congelée régulièrement, une plaque de glace parallèle aux plans de congélation et qu'on envoie un rayon de soleil à travers la plaque, ce rayon se liquéfie intérieurement sur des points spéciaux contenant de l'éther où la chaleur extérieure se concentre pour former une fleur liquide à six pétales d'une beauté exquise. Des masses de fleurs semblables sont ainsi produites. « Nous avons quelquefois retiré, dit M. Tyndall, d'une glacière, des blocs de glace présentant des espaces nébuleux au sein d'une masse d'ailleurs continue; et lorsque nous recherchions la cause de ces

nébulosités, nous trouvions qu'elle était due à des my-
riades de petites fleurs à six pétales, résultat de la
fusion de la neige par la seule chaleur de conduction. »
On peut observer dans les beaux dessins en forme de
feuilles de fougère, produits par le contact d'une couche d'eau sur une vitre refroidie, la curieuse disposition
atomique qui a été prise par l'éther atmosphérique,
dans la substance de cette vitre pendant sa fusion; on
y lit l'indépendance des mouvements du fluide, quand
il était libre, sa légèreté spécifique, son élasticité,
comme on peut lire dans les fouilles de Pompéi les
derniers mouvements de ceux qui furent ensevelis
subitement sous la larve brûlante, et conservés dans
leurs attitudes, par la solidification. On peut saisir,
dans le vif, les mouvements de l'éther libéré par l'électrolyse, au sein d'une dissolution d'acétate de plomb,
et s'élançant sous forme de feuilles de fougères, en
dessinant sa haute température atomique et son élasticité, dans sa condensation subite au sein des molécules
beaucoup plus froides de la solution, avec une rapidité
telle que cette sorte de végétation croît à vue d'œil.

Dans le corps des animaux, les vibrations de l'éther
dont l'élasticité, qui fait équilibre à la pression de l'air
atmosphérique, est comme la vie du sang, se mani-
festent en bloc par les mouvements périodiques du
pouls. Dans le règne végétal, c'est ce gaz qui entretient la double circulation de la sève par un pouvoir
d'endosmose bien supérieur à celui de l'eau, du carbone, de l'oxygène, de l'azote et de l'hydrogène qui
constituent les éléments de la vie des végétaux. Au
sein d'un arbre ou d'un arbuste, l'éther possède diffé-
rents degrés d'élasticité le long des fibres et transver-
salement aux fibres; si le bois était transparent, cette
particularité se révèlerait par des phénomènes de polarisation chromatique; mais il n'est pas besoin de cette

transparence pour constater avec quelle variété et quelle régularité l'énergie des vibrations invisibles de l'éther se distribue, pendant un an, par l'intermédiaire de tubes capillaires, dans la sève ascendante et descendante, depuis les stomates des feuilles jusqu'aux extrémités des radicelles. Au printemps, sous l'influence du soleil, l'éther de l'air et l'éther de la plante tendent à se mettre en équilibre de température avec une précision astronomique. Par l'exemple de la température intérieure des nuages à l'état vésiculaire, constatée pendant des ascensions aéronautiques, on sait qu'une température de 16° au soleil suffit pour que l'eau se vaporise, c'est-à-dire pour que l'éther atmosphérique vibre en concordance avec la vapeur d'eau. Aux approches du printemps, les bourgeons, qui sont les parties de la plante les plus élastiques et le plus directement en contact avec l'éther extérieur, sortent les premiers de leur hibernance ; ils commencentà grossir, leurs ondulations, vivement excitées par celles de l'éther extérieur, se propagent intérieurement, de proche en proche, par les tubes capillaires, jusqu'aux racines qui recommencent elles-mêmes à vibrer avec activité et s'allongent pour mieux absorber l'eau du sol ; la sève surgit alors avec une force extraordinaire, comme on le voit dans les *pleurs de la vigne*, qui sortent avec abondance de la tige à l'époque de la taille. Les rameaux et les feuilles résultant de ce premier jet, une fois développés par une assimilation du carbone en dissolution dans l'eau à l'état d'acide carbonique, le mouvement de la circulation générale se ralentit ; il n'a plus d'autre objet, pendant l'été, que l'équilibre des produits et des pertes par une évaporation constante de l'eau qui continue à aspirer le carbone et à expirer l'oxygène pendant le jour, et produit les effets contraires pendant la nuit. A l'automne, les tissus se

solidifient et se dessèchent; les feuilles dont les ca-
naux s'obstruent par l'accumulation des matériaux,
cessent de végéter et tombent; par suite du refroidis-
sement de l'éther extérieur et interne, l'évaporation
s'arrête, et avec elle le mouvement, la vie; la plante
entre ainsi dans un état de repos presque complet dans
lequel la vie semble suspendue pendant les mois
d'hiver, pour recommencer périodiquement de la même
manière au retour du printemps.

Nous percevons, dans notre système nerveux rem-
pli d'éther, des effets intimes de sensibilité dont la
nature nous donne une foule d'exemples dans la sensibilité remarquable que présentent les vibrations on-
dulatoires de ce même éther, à l'état lumineux ou
obscur, dans certaines plantes, sous l'influence des
moindres effets mécaniques ou des moindres variations dans les irradiations calorifiques propagées par
ce fluide. Tout le monde sait que l'hélianthe, ou soleil,
tourne constamment ses grandes fleurs vers le soleil,
et qu'une foule de plantes rustiques suivent également
le cours diurne de la chaleur. Si l'on touche, avec la
pointe d'une aiguille, les filets des étamines de l'épine-
vinette, si commune dans nos haies, on les voit aussitôt
frémir et se serrer contre le pistil, puis reprendre leur
position normale au bout de quelques instants. Mais
aucune plante ne donne des signes plus remarquables
de la délicatesse des ondulations de l'éther atmosphérique que la *mimeuse* pudique, connue sous le nom
de *sensitive*. Une faible secousse, un peu de vent, le
passage d'un nuage orageux, le dégagement de va-
peurs irritantes, même la projection d'une ombre,
suffisent pour faire abaisser subitement toutes les so-
lides de la mimeuse; elles se rabattent en s'embri-
quant les unes sur les autres, le long de leur pétiole
qui s'incline à son tour. Peu d'instants après la cessa-

tion de la cause troublante, toutes les parties de la
plante se raniment et reprennent leur position première
avec une grande élasticité. Au point de vue de l'influence des variations calorifiques diurnes, le cercifis à
feuilles de porreau présente au soleil sa tête rayon-
nante; il se réveille lorsque l'astre éclaire l'horizon.
La rose des marais, le nénuphar, dont la large feuille
nage sur la surface des lacs, élève sa tête au-dessus
des eaux vers deux heures, et la replonge dans les
ondes, au crépuscule; la jolie ornithogale en ombelle,
lorsque ses délicates pétales présentent leur surface
argentée à la lumière, annoncent que dans une heure
le soleil aura atteint sa plus grande hauteur. La ficoïde
glaciale aux humbles rameaux, dont les tiges paraissent en tout temps chargées de grosses gouttes de
rosée, ou plutôt de petits morceaux de glace, montre
à midi sa fleur. La ficoïde d'après-midi ne s'arrache
au sommeil qu'entre une heure et deux heures. Le
souci hygromètre ouvre, à sept heures du matin, ses
jolies fleurs d'un jaune doré, et les referme entre trois
et quatre heures du soir, à moins que le soleil ne me-
nace d'un orage, car, dans ce cas, elle ne s'ouvre que
quand l'orage est passé. Tous ces phénomènes sont
dus aux effets de la chaleur sur l'élasticité de l'éther
qui remplit l'air, l'eau et les fibres des plantes dont
quelques-unes ont une structure et vivent dans des
milieux qui se prêtent le mieux à la liberté de certains
mouvements dont le mécanisme invisible a de tout
temps frappé l'attention des poètes, des penseurs et
des savants.

§. III. — **Application de la découverte de l'éther atmosphérique à la vérification de la loi des chaleurs atomiques des corps.**

Devant la découverte de l'éther atmosphérique dis-
paraissent les anomalies expérimentales qui obligeaient

à attribuer deux volumes atomiques à certains corps réputés simples, et toutes les contradictions apparentes qui existaient entre les équivalents adoptés par les chimistes et la loi en vertu de laquelle les physiciens constatent que le produit de l'équivalent d'un corps par sa chaleur spécifique est un nombre constant. L'éther atmosphérique, dont le poids atomique est vingt fois plus faible que celui de l'hydrogène, intervenant pour 1 volume dans certains corps réputés simples mais qui sont en réalité des protéthérydes, et n'intervenant pas dans d'autres corps véritablement simples, cette circonstance oblige à rapporter les capacités calorifiques constatécs par l'expérience aux densités des corps et non aux équivalents adoptés par les chimistes, équivalents qui ne peuvent être changés. Par exemple, l'argent, dont la chaleur spécifique semble indiquer qu'il faille couper en deux son équivalent, doit être considéré comme un protéthéryde d'argent dont la densité n'est que la moitié de celle de l'argent pur.

Si l'on fait, d'après ces principes, la comparaison des chaleurs spécifiques théoriques des corps avec celles qui ont été trouvées par les expériences de M. Regnault, voici les résultats auxquels on arrive :

NOM DES SUBSTANCES.	FORMULES	ÉQUIVA-LENTS.	CHALEUR SPÉCIFIQUE SOUS LE MÊME POIDS celle de l'eau étant 1.	
			Théorique.	Trouvée par M. Regnault.
Air.	$\frac{1}{5}$ O $\frac{4}{5}$ Az,E	14,49	0,2669	0,2669
Éther atmosphérique.	E	0,05	77,3476	»
Hydrogène.	H	0,95	4,0709	»
Protéthéryde d'hydrogène. . .	H E	1,00	3,8674	3,4046
Carbone (densité moyenne (1).	C	6,00	0,1098	»
Protéthéryde de carbone. . . .	C E	6,05	0,2196	0,2038(2
Oxygène.	O	8,00	0,2394	0,2182
Azote	A z	14,00	0,2762	0,2440
Soufre.	S	16,00	0,2417	0,2026
Fer.	F e	28,00	0,1381	0,1138
Phosphore	P h	31,00	0,1247	0,0819
Chlore. . . . . . . , ...	C z	35,50	0,1089	0,1214
Potassium.	K	39,14	0,0989	»
Protéthéryde de potassium. .	K E	39,19	0,1976	0,1696
Sélénium.	S e	39,75	0,0972	0,0837
Etain	S n	59,00	0,0655	0,0562
Tellure.	T e	64,50	0.0599	0,0515
Arsenic	A s	75,00	0,0516	»
Protéthéryde d'arsenic. . . .	A s E	75,05	0,1031	0,0814
Brome.	B r	80,00	0,0483	0,0432
Or.	A u	98,18	0,0393	0,0324
Platine.	P t	98,58	0,0392	0,0324
Mercure.	H g	100,00	0,0387	0,0333
Plomb.	P b	103,50	0,0373	0,0314
Argent	A g	108,00	0,0356	»
Protéthéryde d'argent. . . .	A g·E	108,05	0,0712	0,0570
Antimoine.	S b	122,00	0,0316	»
Protéthéryde d'antimoine. . .	S b E	122,05	0,0632	0,0508
Iode.	I	127,00	0,0304	»
Protéthéryde d'iode	I E	127,05	0,0608	0,0541

(1) Densité du diamant. . . 3,53	(2) Noir animal. 0,2608
— de l'anthracite . 1,34	Diamant. 0,1469
Moyenne. . . . 2,43	Moyenne. . . 0,2038

Les résultats de ce tableau donnent une vérification
de l'exactitude parfaite des lois physiques et chimiques relatives à la composition et à la chaleur spécifique atomique des corps, par la découverte de l'éther

atmosphérique, et jettent un nouveau jour sur le polymorphisme exceptionnel du carbone qui, à l'état d'une pureté parfaite dans le diamant, est près de quatre fois plus dense qu'à l'état de combustible, et près de trois fois plus dense dans le graphite que dans le bitume ; en sorte que sous le même équivalent sa chaleur spécifique peut varier dans les mêmes proportions.

§ IV. — Application de la découverte de l'éther atmosphérique à la détermination de la vitesse de la lumière à la surface de la terre.

Ce gaz, dont nous avons constaté la présence dans une foule de corps, dont nous avons donné un moyen de préparation à la portée de tout le monde, dont l'équivalent est 0,0344 et dont la densité est 0,00375, ne mériterait le nom d'éther atmosphérique qu'autant qu'il serait identique au fluide dans lequel ondule la lumière, à la surface de notre sphéroïde. Il faut donc examiner si cette identité est réelle.

Soient e et D l'élasticité atomique et la densité de l'air ; e' et D' l'élasticité atomique et la densité de l'éther atmosphérique. D'après la loi de Mariotte, à la surface de la terre, la force élastique totale $e \times D \times v$ d'un certain volume v d'air faisant équilibre à la pression atmosphérique, est égale à la force élastique totale $e' \times D' \times v$ du même volume d'éther atmosphérique faisant équilibre à la même pression. On peut donc poser la relation :

$$e \times D = e' \times D'$$

dont on tire :

$$\frac{e'}{e} = \frac{D}{D'} \tag{a}$$

La densité D de l'air étant 1 et la densité D' de l'éther étant 0,00375, on en conclut que sous la même pression, l'éther atmosphérique est atomiquement 266 fois plus élastique que l'air.

D'un autre côté, il résulte d'une loi trouvée par Newton que v étant la vitesse de propagation d'un ébranlement produit dans le sein d'un milieu élastique dont l'élasticité est e et la densité D, on a la relation :

$$v = \sqrt{\frac{e}{D}} \qquad (b)$$

Si la formule (b) est appliquée à la vitesse du son dans l'air, la formule applicable à la vitesse x de la lumière dans l'éther atmosphérique, dont l'élasticité est e' et la densité est D', sera sous la même pression :

$$x = \sqrt{\frac{e'}{D'}} \qquad (c)$$

En divisant l'équation (c) par l'équation (b) et en tenant compte de l'équation (a) dans le quotient, on obtient :

$$\frac{x}{v} = \frac{D}{D'} = 266$$

Et comme à la température 0 degré et sous la pression barométrique 76, la vitesse du son dans l'air est $v = 331$ mètres par seconde, la vitesse x de la lumière, dans l'éther atmosphérique que nous avons découvert, doit avoir pour valeur, à la même température et sous la même pression :

$$x = 266 \times 331 = 88016 \text{ mètres par seconde.}$$

Ce résultat diffère tellement de celui de 300,200,000 mètres par seconde, déduit des expériences faites par la méthode de M. Fizeau, que pour savoir lequel de ces deux nombres est le vrai, il est à propos de recourir à une autre méthode d'expérimentation.

Voici celle que nous proposons comme étant d'une

application très-simple et d'un contrôle facile, sur tous les points du globe où il existe des phares à éclipses ou à variations d'éclat périodiques.

Soit T l'intervalle de temps compris entre deux éclats consécutifs partis d'un phare de ce genre et vus par un observateur placé à une certaine station dont on connaît la distance au foyer lumineux. Cette durée se compose : 1° de l'intervalle de temps i qui sépare les départs de deux éclats consécutifs en vertu du mouvement d'horlogerie qui règle leur période; 2° du temps t que la lumière met à parcourir la distance d qui sépare le phare de l'observateur. On a donc la relation, pour la distance d,

$$T = i + t \qquad (1)$$

Si on compte, au moyen d'un chronomètre à fractions de seconde, la durée moyenne T de l'intervalle de deux éclairs ou éclats consécutifs résultant d'un assez grand nombre d'observations, dans une station déterminée; en retranchant de cette durée le temps i de la période constante des éclairs fixée par la rotation du tambour à éclipses ou à éclats, on obtiendrait, en fractions de seconde, le temps t que la lumière mettrait à parcourir la distance d avec une vitesse supposée uniforme; et l'on en conclurait la valeur de cette vitesse par la formule :

$$x = \frac{d}{T - i} \qquad (2)$$

Outre sa simplicité et la facilité d'être contrôlé, ce procédé présente plusieurs avantages. Le premier, c'est d'être applicable à d'assez grandes distances; le second, c'est de pouvoir se passer de tout intermédiaire mécanique entre le moment du départ de la lumière du phare et celui de son arrivée dans l'œil de l'observateur; le troisième, c'est d'être indépendant de la vitesse de rotation du tambour qui fixe la périodicité du départ de la lumière, et de s'appliquer par conséquent à tous les phares à feux colorés ou à éclats périodiques.

Cependant, dans la pratique, on s'aperçoit bien vite que les résultats obtenus par ce mode d'observation sont fréquemment entachés, soit dans une même station, soit dans la comparaison des résultats d'une station avec ceux d'une autre, de certaines anomalies dont l'amplitude augmente avec la distance; mais l'on reconnaît aussi que ces anomalies sont inhérentes à l'expérimentation même de la marche de la lumière par une méthode quelconque, et qu'elles proviennent de ce qu'en réalité la vitesse de la lumière n'est pas uniforme à cause des variations de densité qui interviennent incessamment dans le milieu traversé; d'où surgit la nécessité de tenir compte, autant que possible, de ces variations qui compliquent la solution du problème, et qui sont d'autant plus fortes que la lumière traverse un parcours plus considérable.

On sait que la densité d'un gaz supposé sec dépend : 1° de la latitude du lieu ; 2° de la température ; 3° de la pression barométrique ; 4° de la hauteur du lieu d'observation au-dessus du niveau moyen de la mer. La densité d'un gaz sec étant 1 sous le parallèle de 45 degrés, à la température de 0 degrés, sous la pression barométrique 76, au niveau de la mer ; à la latitude L, à la température centigrade t, sous la pression p, à l'altitude h, le rayon de la terre étant R$=$6,370,000 mètres, la densité D du même gaz est donnée par la formule :

$$D = \frac{p\,(1 - 0{,}00265 \cos 2\,\text{L})}{76\,(1 + t\,.\,0{,}00366)} \left(1 - \frac{2h}{R}\right) \qquad (3)$$

Cette formule servira à tenir compte, au besoin, des densités de l'éther atmosphérique traversé par la lumière; densités aux racines carrées desquelles sont proportionnels, d'après la loi de Newton, pour une même élasticité de l'éther, les temps employés par la lumière pour parcourir une même distance; en sorte que si l'on nomme t et t' les temps employés à parcourir les distances d et d' sur lesquelles l'éther sec a pour densités moyennes D et D', on a la relation :

$$\frac{t}{t'} = \frac{T-i}{T-i} = \frac{d}{d'} \sqrt{\frac{D}{D'}} \qquad (4)$$

Cela posé, avec un bon compteur divisé en quarts de seconde et muni d'un arrêt pouvant marquer $\frac{1}{8}$ de seconde, puis une carte de l'État-Major, on peut s'assurer qu'en réalité la lumière ne marche pas à beaucoup plus près aussi vite qu'elle paraît le faire, à l'Observatoire de Paris, à travers le disque tournant par les vides duquel on fait passer et repasser cette lumière, une fois au moment de son départ de Paris pour Montlhéry, où elle se réfléchit sur un miroir, et la seconde fois au moment de son retour à Paris.

Première observation. — Nous choisirons pour base de nos expériences le feu tournant à éclairs périodiques du phare de l'île de Batz (Finistère), qui est un phare de premier ordre, d'une portée de 22 milles marins; et pour première station celle de Roscoff, au point du littoral où se termine la route de Lorient.

Date de l'observation, 28 août 1875, 8 h. 20 minutes du soir :

Distance à vol d'oiseau, de la station de Roscoff au phare de l'île de Batz, d'après la carte de l'État-Major.	$d =$	3480 mètres.
Latitude de Roscoff.	$L =$	$48°,43'$
Altitude du point d'observation	$h =$	»
Température.	$t =$	$12°,50$
Pression barométrique	$p =$	$76,0$
Densité donnée par la formule (3), celle de l'éther atmosphérique à 0 degré sous la pression 76 étant 1.	$D =$	$0,95661$

A partir de 8 h. 20 minutes du soir, nous avons fait quatre séries successives de 10 observations dont voici les résultats :

		Durée totale.
1re Série de 10 intervalles entre deux éclairs consécutifs. . .		9m,18s,75
2e Série — —		9 ,19 ,00
3e Série — —		9 ,18 ,75
4e Série — —		9 ,19 ,00
Total pour les 10 intervalles. . . .		37m,15s,50
Durée moyenne d'un intervalle T =. . . .		55s,887

Deuxième observation. — Nous avons choisi pour cette observation la station de Plouigneau, près du point marqué 156 mètres d'altitude, sur la carte de l'État-Major.

Date de l'observation, 25 août 1875, 7 h. 22 minutes du soir :

Distance à vol d'oiseau, de la station au phare de l'île de Batz, d'après la carte de l'Etat-major . . .	d =	30500 mètres.
Latitude de Plouigneau	L' =	48°,34'
Altitude du point d'observation	h' =	156 mètres.
Température	t' =	18°,0
Pression barométrique	p' =	74,7
Densité donnée par la formule (3).	D' =	0,92237

A partir de 7 heures 22 minutes du soir, nous avons mesuré une série de 30 intervalles dont les durées, comptées séparément pour chaque intervalle, ont présenté souvent des écarts dépassant de beaucoup la limite des erreurs imputables à la lecture des durées sur le compteur. Ces écarts ont leur raison d'être, dans la différence de la densité moyenne de l'éther atmosphérique traversé par la lumière, et dans une inégalité de vitesse des ondes lumineuses due aux changements d'élasticité de ce gaz, qui ont lieu pendant le cours des observations; inégalités dont les calculs de Fresnel et de Cauchy ont signalé la possibilité, et qui se produisent certainement dans un milieu dont l'élasticité et la densité moyenne sont aussi mobiles que celles de notre atmosphère dans lequel l'éther est emprisonné.

Dans de telles circonstances, pour obtenir le résultat le plus exact possible, au point de vue de la *seule influence de la distance* sur la marche de la lumière supposée uniforme, il est de toute nécessité de n'admettre, parmi les intervalles entre deux éclairs consécutifs observés à Plouigneau, station la plus éloignée du phare, que ceux dont la durée a été supérieure à la durée moyenne de $55^{sec}.887$ constatée à Roscoff, station la plus rapprochée du phare ; et d'éliminer, comme étant d'une impossibilité absolue au point de vue du problème à résoudre, tout intervalle dont la durée, à Plouigneau, s'est trouvée, par une cause quelconque, inférieure à cette moyenne. Car il est bien évident que, toutes choses égales d'ailleurs, la lumière ne peut que mettre plus de temps à arriver sur un point plus éloigné que sur un point moins éloigné de son point de départ.

C'est ainsi que sur les 30 intervalles observés à Plouigneau, dans la soirée du 15 août 1875, on n'a pu conserver que les 19 suivantes :

	Report... $393^s,625$	Report. . $731^s,000$
$56^s,000$	$56,000$	$56,125$
$56,000$	$56,375$	$56,375$
$56,625$	$56,625$	$56,000$
$56,625$	$56,250$	$56,000$
$56,000$	$56,000$	$56,000$
$56,000$	$56,125$	$56,000$
$56,375$	»	»
A reporter.. $393^s,625$	A reporter.. $731^s,000$	Total. . . . $1067^s,500$

Durée moyenne d'un intervalle $T' = \ldots \ldots \quad 56^s,184$

Établissement du phare. — Si la densité moyenne de l'éther atmosphérique avait été la même pendant les expériences exécutées à Roscoff et à Plouigneau, on obtiendrait directement la vitesse moyenne de la lumière en divisant la différence des distances de ces deux stations au phare de l'île de Batz par la différence des temps employés par la lumière pour parcourir séparément chacune de ces distances. Mais la parité des diverses circonstances concourant à une même densité de l'éther atmosphérique n'ayant jamais lieu, il faut préalablement connaître la durée i du renouvellement périodique des éclairs du phare résultant du mouvement de rotation du tambour qui produit ces éclairs, élément qu'on peut déterminer exactement par la résolution de l'équation (4) dans laquelle on remplace les quantités T, d, D, T', d', D' par les valeurs obtenues dans les observations des deux stations précédentes.

On obtient ainsi, pour la valeur de i relative à la densité et à l'élasticité moyenne de l'éther traversé par la lumière pendant ces deux séries d'expériences (valeur qu'on peut appeler l'*établissement* du phare, pour cette densité et cette élasticité moyenne, et aussi pour le conteur employé), le nombre donné par l'équation :

$$\frac{55{,}887 - i}{56{,}184 - i} = \frac{3480}{30{,}500} \sqrt{\frac{0{,}95664}{0{,}92237}}$$

c'est-à-dire :

$$i = 55^{\text{sec}}{,}848.$$

Détermination de la vitesse de la lumière. — L'établissement du phare une fois déterminé pour un observateur et pour le compteur dont il se sert, on peut calculer la vitesse de la lumière dans l'éther atmosphérique, dont la densité serait 1, au moyen d'une série d'expériences exécutées dans toute station plus éloignée du phare que celle de Roscoff, pourvu qu'on prenne les précautions suivantes :

1° Toutes les expériences doivent être faites par un

même observateur, celui qui a déterminé l'établissement du phare.

2° Le compteur doit être entièrement remonté au début des expériences d'une même station.

3° En raison de la persistance de toute impression lumineuse sur la rétine, l'observateur doit noter l'*apparition* et non l'éclipse de chaque éclair du feu-tournant.

4° Cette apparition doit être observée au moyen d'une lunette pour de grandes distances.

5° Aucun intervalle de deux éclairs consécutifs d'une durée moindre que l'établissement du phare, ou dont la lecture au moyen d'un arrêt du compteur aurait été douteuse, ne doit être admis dans l'évaluation de la durée moyenne des intervalles observés dans une même station.

6° L'observateur doit au besoin s'assurer, par une vérification de l'établissement du phare, qu'aucun accident n'a modifié la régularité du mouvement rotatif du tambour du phare à éclipses, pendant la période des expériences.

C'est ainsi que l'auteur a procédé dans quatre séries d'expériences, comprenant un total de 89 observations efficaces, dont les circonstances et les résultats sont consignés dans le tableau suivant :

L'expérience de Ploujean (1) a été faite sur la balustrade du clocher de l'église. La station de Roc-Trédadon

(1) Détail des 16 observations faites à Ploujean à partir de 7ʰ,51 minutes du soir.

		Report...	336ˢ,500	Report. .	616ˢ,750
56ˢ,000			56 ,000		56 ,000
56 ,250			56 ,250		56 ,250
56 ,000			56 ,000		56 ,250
56 ,250			56 ,000		56 ,250
56 ,000			56 ,000		56 ,000
56 ,000			»		»
A reporter. .	336ˢ,500	A reporter..	616ˢ,750	Total. . . .	897ˢ,500
		Moyenne.			56ˢ,093

(montagnes d'Arrée), a été choisie sur la route de Morlaix à la Feuillie (1), à peu près au point marqué 368 sur la carte de l'État-Major.

Expériences sur la vitesse de la lumière.

1875	A LA STATION DE :			
	Rescoff.	Ploujean.	Plouigneau.	Roc-Trédadon.
Date de l'observation.	28 août	31 août	25 août	5 sept.
Latitude.	48°,43′	48°,35′	48°,34′	48°,24′
Altitude	»	85ᵐ	156ᵐ	368ᵐ
Température	+12°,5	+16°,5	+18°,0	+9°,5
Pression barométrique.	76,0	76,5	74,7	73,3
État du ciel.	clair	brumeux	clair	brumeux
Distance du phare de l'île de Batz, d'après les indications de la carte de l'État-Major. . .	3,480ᵐ	21,110ᵐ	30,500ᵐ	37,880ᵐ
Durée moyenne d'un intervalle deux éclairs consécutifs	55sec,887	56sec,093	56sec,184	56sec,285
A déduire, établissement du phare.	55,848	55,848	55,848	55,848
Différence. temps employé par la lumière pour parcourir la distance du phare.	0sec,039	0sec,245	0sec,336	0sec,437
Vitesse de la lumière, par seconde.	89,231ᵐ	86,163ᵐ	90,774ᵐ	86,682ᵐ
Vitesse moyenne par seconde . .	87,956 mètres.			

(1) Détail des 14 observations faites à Roc-Trédadon, à partir de 6ʰ,51 minutes du soir.

		Report. . .	281ˢ,500	Report. .	562ˢ,750
	56ˢ,375		56 ,500		56 ,000
	56 ,000		56 ,000		56 ,250
	56 ,375		56 ,000		56 ,500
	56 ,250		56 ,500		56 ,500
	56 ,500		56 ,250		»
A reporter. .	281ˢ,500	A reporter. .	562ˢ,750	Total. . . .	788ˢ,000
				Moyenne.	56ˢ,285

On voit que la moyenne générale de la valeur de la vitesse de la lumière, expérimentée sur un parcours total de 92970 mètres, a été pour l'ensemble des quatre stations égale à 87956 mètres par seconde, nombre qui diffère de la vitesse théorique 88,046 mètres par seconde, déduite de la constitution atomique de l'éther atmosphérique, de 90 mètres.

Cette concordance est d'abord un éloge de l'exactitude avec laquelle la carte de l'État-Major a été dressée ; elle indique que l'ensemble des circonstances météorologiques qui ont concouru à cette moyenne, équivalait sensiblement à la réalisation des conditions propres à donner une vitesse du son dans l'air égale à 331 mètres par seconde ; et elle met en pleine évidence l'identité de l'éther atmosphérique dont nous avons déterminé les propriétés caractéristiques, avec le fluide dans lequel vibre et ondule la lumière, à la surface de notre globe.

§ V. — Causes des erreurs commises dans l'évaluation de la vitesse de lumière par la méthode de M. Fizeau. — Moyen de corriger ces erreurs.

Si nous avons proposé tout d'abord la méthode précédente comme étant le mieux à la portée de tous, pour une facile vérification de la vitesse de la lumière à la surface de terre, cela ne nous dispense pas d'examiner les conclusions vraies que l'on peut tirer, dans le même but, des expériences qui ont été exécutées par la méthode de M. Fizeau. De même que pour connaître l'heure exacte, au moyen d'une montre marchant régulièrement, mais qui n'aurait pas été réglée rigoureusement sur l'heure de l'observatoire, il suffit de savoir de combien la montre avance ou retarde sur le chronomètre-type, il s'agit de savoir s'il est possible de trouver la véritable vitesse de la lumière, par le procédé de M. Fizeau, en recherchant les causes d'erreur inhérentes à ce procédé et le moyen de corriger ces erreurs.

Voici sur quel principe sont basées les expériences de M. Fizeau :

Un faisceau lumineux est assujetti à traverser, à Suresnes, par un point fixe déterminé A, les vides égaux qui existent entre les dents d'un disque tournant, pour aller se réfléchir sur un miroir placé à Montmartre, et revenir, finalement, à son point A de départ à Suresnes, où le point lumineux est vu dans une lunette après avoir traversé de nouveau, à son retour, le disque denté. Si, dans de telles circonstances, on augmente progressivement la vitesse de rotation du disque dont les vides ont une largeur égale à celle des pleins, « le point lumineux brille avec éclat ou s'éclipse totalement. Dans les circonstances où l'expérience a été faite, la première éclipse se produit vers *douze tours et six dixièmes de tour* par seconde. Pour une vitesse double, le point brille de nouveau; pour une vitesse triple, il se produit une deuxième éclipse; pour une vitesse quadruple, le point brille de nouveau, et ainsi de suite (1). »

Cela étant, on admet qu'au moment où l'on aperçoit à travers le disque tournant une première éclipse permanente de l'image du point lumineux, ce disque possède une vitesse de rotation telle que chaque dent parcourt $\frac{1}{1440}$ de la circonférence du disque (dont la jante contient 720 vides et 720 dents de même largeur), précisément pendant le temps que la lumière emploie pour parcourir le double de la distance de Suresnes à Montmartre. Cette vitesse étant alors de douze tours et six dixièmes de tour par seconde, la lumière mettrait donc $\frac{1}{1440 \times 12,6}$ de seconde à parcourir cette double distance qui est de 17,266 mètres; d'où résulterait une vitesse de la lumière d'environ 315,000,000 mètres par seconde.

(1) *Annuaire du Bureau des longitudes*, 1865, page 155.

Dans cette hypothèse, on commet une première erreur résultant de ce qu'on ne tient pas compte de la non-instantanéité de l'impression produite par la lumière sur la rétine, impression qui persiste pendant environ $\frac{1}{10}$ de seconde selon les uns, $\frac{1}{3}$ de seconde selon les autres (soit en moyenne $\frac{1}{5}$ de seconde), et occasionne ici un défaut d'instantanéité dans la perception des éclipses. Car, au moment précis où, par une rotation continue et progressive, le disque a acquis une vitesse convenable pour intercepter toute la lumière, et occasionné ainsi une première éclipse permanente du point lumineux, il est impossible à l'observateur d'en être averti à cause de la sensation lumineuse produite par les rayons qui traversent le disque tournant, avant d'être totalement interceptés par les dents de ce disque; en sorte que le moment où l'on finit par voir une première éclipse totale et permanente de la lumière correspond, en réalité, à une vitesse du disque supérieure à celle qui correspond à la vitesse de la lumière. Mais, supposé que par des précautions convenables, on parvienne à se garantir contre ce défaut d'exactitude dans la perception de la première éclipse qui sert de base à la vitesse de la lumière, il se présenterait encore une autre difficulté.

Pour qu'une éclipse permanente de la lumière puisse se produire, pendant une rotation uniforme du disque denté, il faut et il suffit qu'après avoir traversé un certain vide, au point fixe A de son départ pour Montmartre, la lumière rencontre, au moment de son retour à Suresnes au même point A, une dent du disque de rang $2n+1$, n étant le nombre des dents qui précèdent la première de celles qui, sous une certaine vitesse constante du disque, mettront toutes, pour arriver au point fixe A, exactement le même temps que celui employé par la lumière pour revenir au même point, c'est-à-dire, pour parcourir le double de la distance de Suresnes à Montmartre. Or, quel est au juste ce nombre n? C'est ce que l'on ne peut savoir dans le mode d'expérimentation de M. Fizeau.

Voici ce qui résulte nécessairement d'un pareil état de choses :

Soit t la fraction de seconde qu'une dent mettrait à couvrir toute la place occupée par le vide précédent, sous la vitesse correspondante à l'interception (supposée perçue exactement) de la lumière à travers le disque tournant. La fraction de seconde que la première dent de rang $2n+1$, arrêtant toute la lumière à son retour, aura employée, sous cette même vitesse, pour se substituer, en A, au vide du départ de cette lumière, sera égale à $(2n+1)t$; d'où il résulte que la lumière aura mis réellement, pour effectuer son double parcours de Suresnes à Montmartre, un temps :

$$T = (2n+1)t \qquad (a$$

En adoptant, comme on le fait, le temps :

$$t = \frac{T}{2n+1}$$

qu'une dent du disque met à se substituer au vide précédent, sous la même vitesse, pour base de l'évaluation de la vitesse de la lumière, on n'obtient donc qu'une fraction du temps T réellement employé par la lumière pour effectuer son double parcours de Suresnes à Montmartre; fraction d'autant plus petite que le rang $2n+1$ de la première dent interceptant toute la lumière, est plus considérable.

D'après la relation (a), il n'y a qu'un cas où le temps t, mesuré par une rotation uniforme du disque, serait égal au temps T correspondant réellement à la vitesse de la lumière; c'est celui où l'on aurait $n=o$, c'est-à-dire où le disque tournant n'aurait pas de dents, et serait percé d'un seul vide tracé sur sa jante. C'est donc avec un tel disque qu'il faudrait faire les expériences pour obtenir une mesure exacte de la vitesse de la lumière dans l'air, par le procédé de M. Fizeau, au moyen de la perception de la première *apparition* (et non de la première éclipse) du point lumineux qui aurait lieu à travers le vide unique du disque tournant.

Représentons par 1 l'éclat du point lumineux qui serait alors perçu, dans l'expérience de Suresnes, à travers le vide unique d'un disque de ce genre, supposé au repos. Pour que cet éclat puisse reparaître en totalité d'une manière continue, à travers le même disque en mouvement, il faut évidemment que le vide, seul passage par où la lumière puisse effectuer, au point fixe A, son départ pour Montmartre et son retour à Suresnes, se retrouve, après avoir fait un ou plusieurs tours *complets*, juste au point A, au moment précis où la lumière revient au même point. Si donc on note v la vitesse d'un disque non denté accomplissant un tour entier pendant le temps T que la lumière met à accomplir le double parcours de Suresnes à Montmartre, on aura le tableau suivant :

Vitesse du disque non denté	0	v	$2v$	$3v$	$4v$	$5v$	$6v$.....
Eclat correspondant du point lumineux à travers le vide unique de ce disque.	1	1	1	1	1	1	1 .....

Il est essentiel d'ajouter que les effets indiqués dans ce tableau ne seraient perçus que si, sous une vitesse quelconque du disque, le milieu de la largeur du vide unique passait toujours à chaque tour, exactement au point fixe A. Cela présuppose que le tourillon de ce disque tournerait sur son coussinet toujours avec le *même* frottement, sous *toutes* les vitesses de rotation du disque; ce qui est impossible, d'après les données les plus élémentaires de la mécanique, relatives aux lois de frottement ; impossibilité d'où résulte une troisième cause d'erreur inhérente au procédé d'expérimentation adopté par M. Fizeau.

Il y a donc, en somme, trois causes d'erreur dans la détermination de la vitesse de la lumière par ce procédé : 1° la persistance de toute impression lumineuse sur la rétine, qui est un obstacle à l'exacte perception d'une éclipse de la lumière à travers le disque ; 2° la division de la jante du disque en un grand nombre de vides et pleins ; 3° la quantité de travail consommée par le frottement du tourillon de ce disque sur son coussinet.

Ces trois causes étant bien définies, voyons s'il est possible de tenir assez exactement compte de leur influence pour rectifier les erreurs qui en résultent dans l'évaluation de la vitesse de la lumière.

A travers le disque denté qui a été expérimenté à Suresnes, si, faisant abstraction des autres divisions de sa jante, on ne considère que l'un quelconque de ses vides, il est clair, qu'après une certaine série d'intermittences rapides d'éclats et d'éclipses occasionnés par le passage, devant le point A du départ de la lumière, des 720 vides et des 720 dents du disque animé d'abord d'une petite vitesse, le point lumineux doit apparaître une première fois dans tout son éclat, d'une manière continue, tout aussi bien qu'à travers un disque de même rayon et percé d'un seul vide, au moment où le disque denté a acquis la vitesse v sous laquelle la durée de *chaque tour* du disque, denté ou non, devient précisément égale au temps T que la lumière emploie pour aller à Montmartre et en revenir.

Il en est bien ainsi, en ce qui concerne l'apparition d'un premier éclat continu du point lumineux à travers le disque denté, sous une certaine vitesse de ce disque, qui, d'après les considérations du paragraphe précédent, ne peut être que la vitesse v qui vient d'être définie. Mais on constate alors que cet éclat n'est plus guère que la *moitié* de celui qui est perçu lorsque le disque est en repos; en sorte que, sous cette vitesse particulière, les choses se passent, en définitive, comme si chaque dent couvrait seulement une moitié de la largeur du vide qui la précède ou qui la suit, pendant le temps T que la lumière, partie du point A, est revenue au même point. Ce phénomène est dû à la quantité de travail consommée, pendant un tour, par le frottement du tourillon du disque sur son coussinet. D'après la loi d'un frottement de ce genre, le travail consommé occasionne un retard dans la rotation du disque, égal à $1440 \times f m$; 1440 représentant le nombre total des divisions de la jante du disque en vides et en pleins, f le coefficient du frottement du tourillon sur son coussinet et m le nombre de tours du disque par seconde; retard qui est conséquemment proportionnel à la vitesse du disque tournant.

Il résulte de cette circonstance : 1° que sous la vitesse spéciale v précédemment définie, chaque dent du disque doit éprouver à chaque tour, par rapport au point fixe A, un retard tel que le travail consommé par le frottement $1440 \times f \times m$, sous cette vitesse, soit égal à $n + \frac{1}{2}$ (n étant un nombre entier quelconque d'intervalles vides ou pleins du disque, et il est une infinité de valeurs de f pouvant remplir cette condition), et que la moitié seulement de la largeur du vide par lequel est partie la lumière, se trouve couverte, lorsque cette lumière reviendra au point A; 2° que sous une vitesse du disque égale à $2v$, chaque dent, éprouvant un retard double $(2n + 1)$ par rapport au point fixe A, couvrira la totalité du vide par lequel la lumière est sortie, au même point; en sorte que le passage de la lumière, à son retour, se trouvant complétement intercepté par la présence d'une dent, il devra y avoir une éclipse totale du point lumineux; 3° que sous une vitesse du disque égale à $3v$; chaque dent, en vertu d'un retard triple $(4n+\frac{1}{2})$ par rapport au même point fixe A, découvrira de moitié la largeur du vide que cette dent couvrait totalement, en A, sous la vitesse $2v$; en sorte que la lumière redevenue visible, mais ne pouvant, à son retour, traverser que la moitié de la largeur d'un vide, aura un éclat égal à $\frac{1}{2}$; 4° que la lumière retrouvera tout son éclat primitif 1 sous une vitesse du disque égale à $4v$, et ainsi de suite, en passant successivement par les alternatives périodiques indiquées dans le tableau suivant :

Vitesse du disque non denté.........	0	v	$2v$	$3v$	$4v$	$5v$	$6v$.....
Eclats correspondants du point lumineux à travers les vides de ce disque . . .	1	$\frac{1}{2}$	0	$\frac{1}{2}$	1	$\frac{1}{2}$	0 .....

Or, ces alternatives sont bien conformes à celles qui ont été décrites dans une note lue par M. Fizeau, à l'Académie des sciences, le 23 juillet 1849, sur les expériences qu'il a exécutées à Suresnes (1).

Ce dernier tableau indique que, dans les expériences dont il s'agit, la vitesse (douze tours et six dixièmes de tours par seconde) du disque denté, sous laquelle on perçoit la première éclipse totale du point lumineux, est le double de la vitesse spéciable v sous laquelle, d'après les considérations précédentes, le vide unique d'un disque non denté de même rayon, et tournant avec un frottement toujours constant, accomplirait un tour entier pendant le temps T que la lumière met à parcourir deux fois la distance de Suresnes à Montmartre. Ce temps T est donc celui d'un tour du disque denté animé d'une vitesse de six tours et trois dixièmes de tour par seconde, c'est-à-dire $0^{\text{sec}},1587$.

(1) *Annuaire du Bureau des longitudes*, 1865, page 155.

En second lieu, dans la perception de la première éclipse totale observée à Suresnes, la persistance de l'impression lumineuse sur la rétine, qu'on estime durer, en moyenne, $\frac{1}{5}$ de seconde, a augmenté d'autant la vitesse de rotation imprimée au disque, et diminué d'autant la durée réelle de chaque tour correspondante à la vitesse de la lumière par seconde, ou le temps du double parcours (17,266 mètres) de la lumière entre Suresnes et Montmartre. Ce temps était donc :

$$\frac{5}{4} \times 0^{\text{sec}},1587 = 0^{\text{sec}},1984 ;$$

d'où résulte une vitesse réelle de la lumière égale à 87,026 mètres par seconde.

Cette valeur ne diffère que de 344 mètres de celle de 86,782 mètres par seconde, que nous avons trouvée à la station de Roc-Trédadon (1).

En appliquant la même discussion aux expériences faites par M. Cornu, sur le parcours de l'Observatoire de Paris à Montlhéry, en 1873, la vitesse de la lumière aurait été, dans ces expériences, au plus égale à 86,775 mètres par seconde, valeur qui ne diffère de celle que nous avons trouvée à la station du Roc-Trédadon, que de 93 mètres, et au moins égale à 82,136 mètres par seconde. L'écart entre ces deux extrêmes est de 4,640 mètres, c'est-à-dire sensiblement égal à l'écart de 4,611 mètres entre le maximum 90,774 mètres, et le minimum 86,163 mètres que nous avons constatés dans nos observations sur la lumière du phare de l'île de Batz.

Les expériences de MM. Fizeau et Cornu, corrigées des erreurs dont nous avons assigné les causes, confirment donc, comme les nôtres, l'identité de l'éther

____
(1) Voir le § IV.

atmosphérique que l'on extrait si facilement de l'air et de l'eau, avec le véhicule de la lumière, à la surface de la terre.

§ VI. — Conclusion.

Il est à peine utile de remarquer qu'il ne peut y avoir aucune relation entre la vitesse de la lumière sur notre sphéroïde et la vitesse de la lumière dans des milieux sidéraux dont on ne connaît ni la densité ni l'élasticité. Ce dont il y a lieu d'être étonné, c'est de la distraction qui a été commise en cherchant à rattacher la base fondamentale de la cosmographie à des expériences physiques à la surface de la terre, qui, en vertu de la logique même des résultats obtenus par Roëmer, sur la lumière du premier satellite de Jupiter, sont aussi indépendantes de la vitesse de la lumière dans l'air que la hauteur du grand mât d'un navire est indépendante de l'âge du capitaine : distraction causée par le préjugé d'un éther cosmique, universel, très-peu dense et éminemment élastique, qui n'exercerait aucune pression sensible sur notre planète. Or, un tel miracle n'existe pas. D'après les conséquences de la découverte de l'éther atmosphérique, un éther sidéral dans lequel la lumière aurait une vitesse de 300,000 kilomètres par seconde (celle admise par les astronomes), aurait une densité supérieure à $\frac{1}{1,000,000}$ et une élasticité inférieure à 1,000,000, la densité et l'élasticité de l'air étant 1. A supposer qu'il s'étendît seulement jusqu'au soleil censé à une distance de la terre égale 24,000 rayons terrestres, cet éther exercerait sur la terre une pression supérieure à 20 atmosphères ; étendu jusqu'à la limite du système planétaire, sa pression atteindrait au moins 600 atmosphères : d'où il faut nécessairement conclure que l'éther inter-planétaire

est un mythe, et qu'à part certaines atmosphères hy-
drogénées répandues autour du soleil et jusque dans
la région des étoiles, la lumière des astres marche,
dans le vide, avec une vitesse dont la valeur est indé-
terminée par la formule de Newton, laquelle, dans le
cas du vide, donne :

$$v = \sqrt{\frac{o}{o}}$$

Les expériences par lesquelles Roëmer fixe à 8 minutes 18 secondes le temps que la lumière met à parcourir une distance égale à celle du soleil à la terre,
ne pourraient donc conduire à la détermination de la
vitesse de la lumière sidérale, quelle que soit d'ailleurs
la nature des milieux traversés, que si l'on connaissait
cette distance. Or, il est facile de constater que celle
de 24,000 rayons terrestres, que l'on tire de méthodes
diverses dont les résultats présentent de belles concor-
dances, constitue une véritable impossibilité physique.
Car si, par exemple, la concordance du résultat des
expériences de M. Fizeau interprétées comme on l'a
fait jusqu'à présent, avec l'hypothèse d'une distance
du soleil égale à 24,000 rayons terrestres, était réelle,
il faudrait que la lumière eût dans les espaces célestes
une vitesse précisément égale à celle de la lumière
dans l'éther atmosphérique; en d'autres termes, il faudrait que la lumière marchât avec la même rapidité
dans tous les milieux gazeux, quelles que fussent
leurs élasticités et leurs densités. Mais alors il n'y
aurait ni réfraction, ni interférence, ni diffraction, ni
polarisation de la lumière, ce qui est contraire à toutes
les données de l'observation. Aussi, la découverte inat-
tendue de l'éther atmosphérique, tout en confirmant une
loi de Newton, celle de Mariotte, ainsi que les autres
principes fondamentaux de la physique et de la chimie,

vient-elle renverser complétement cette prétendue concordance, et en démontrer toute l'inanité. Il en résulte que le problème de la véritable distance du soleil est encore présentement à résoudre : problème dont la solution juste, et il n'y en a qu'une, ne peut, d'après les considérations développées dans ce mémoire, que nécessiter une réforme radicale des conceptions imaginées et enseignées dans nos écoles sur la constitution de l'univers.

TABLE DES MATIÈRES

Pages.

§ Ier. — L'éther atmosphérique, son existence dans l'air et dans l'eau, ses propriétés, sa préparation. — Composition de l'air et de l'eau. — Équivalent et densité de l'éther atmosphérique.   5

§ II. — Rôle de l'éther atmosphérique dans la nature.   16

§ III. — Application de la découverte de l'éther atmosphérique à la vérification de la loi des chaleurs atomiques des corps.   21

§ IV. — Application de la découverte de l'éther atmosphérique à la détermination de la vitesse de la lumière à la surface de la terre.   24

§ V. — Causes des erreurs commises dans l'évaluation de la vitesse de la lumière par la méthode de M. Fizeau. — Moyen de corriger ces erreurs. . . .   34

§ VI. — Conclusion.   43

Imprimerie et Librairie de E. Lacroix, rue des Saints-Pères, 54, à Paris.